GROSSESSE

A - Z

Dictionnaire Anglais - Français

Edita Ciglenečki

ISBN-13: 978-1984071392
ISBN-10: 1984071394

L'INTRODUCTION

Pratique et facile à consulter, ce dictionnaire anglais-français propose plus de 2200 termes médicaux, couvrant l'essentiel de la pratique obstétricale: parties du corps humain; les symptômes et maladies; pharmacie; établissements médicaux, procédures et soins; examens médicaux, grossesse et obstétrique.

CONTENU

GROSSESSE

A - Z

Dictionnaire Anglais - Français

Abdominal aorta	Aorte abdominale
Abdominal aortic aneurysm	Anévrisme de l'aorte abdominale
Abdominal colic	Colique abdominale
Abdominal pain	Douleur abdominale
Abdominal ultrasound	Échographie abdominale
Abdominal wall	Face de la cavité abdominale
Abdominal wall tension	Tension de la paroi stomacale
Aberrant pancreas	Pancréas aberrant
Abnormal flexibility	Flexibilité anormale
Abnormal twisting of the intestines (volvulus)	Volvulus
Abnormally heavy menstrual period (menorrhagia)	Cycle menstruel anormalement excessice (ménorragie)
Abnormally large intake of food (hyperphagia)	Prise excessive d'aliments (hyperphagie)
Abortifacients	Médicaments abortifs
Abortion (pregnancy termination)	Avortement
Aboulia (disorder of diminished motivation)	Aboulie
Abrasion	Écorchure
Abscess	Abcès
Absence in development of an organ (aplasia of an organ)	Arrêt du développement d'un organe (aplasie d'un organe)
Absence of menstrual period (amenorrhea)	Absence des règles (aménorrhée)
Absence of pulse	Absence de pouls
Accelerated basal metabolism	Metabolisme de base accéléré
Accelerated pulse rate	Fréquence du pouls accélérée
Accident	Accident
Acetabulum	Acetabulum
Acetylcholine	Acétylcholine
Acidosis	Acidose
Acne	Acné
Acne vulgaris	Acné papulo-pustuleuse
Acrophobia (fear of heights)	Acrophobie (peur des hauteurs)
Activated carbon	Charbon actif
Active fetal movement	Mouvements actifs fœtaux
Acute abdomen	Abdomen aigu
Acute appendicitis	Appendicite aiguë
Acute gastric dilatation	Dilatation aiguë de l'estomac
Acute kidney failure	Insuffisance rénale aiguë
Acute pain	Douleur aiguë
Acute pulmonary heart	Coeur pulmonaire aigu
Addiction	Dépendance (addiction)
Adenohypophysis	Adénohypophyse
Adenopathy	Adénopathie
Administration of drugs	Administration des médicaments
Adrenal gland	Glande surrénale
Adrenalin (adrenaline)	Adrénaline
Aerosol	Aérosol
After meal	Après-repas
Afternoon	Après-midi
Agenesis (absence of an organ)	Agénésie
Agglutination tests	Test d'agglutination
Agglutinin	Agglutinine
Agglutinogen	Agglutinogène
Agnail (hangnail)	Envie de l'ongle
AIDS (acquired immune deficiency syndrome)	SIDA (syndrome d'immunodéficience acquise)
Air embolism (gas embolism)	Embolie gazeuse
Airway (cannula)	Canule
Alarm	Alarme
Alarm signal	Signal d'alarme
Albinism	Albinisme
Albumin	Albumine
Albuminuria	Albuminurie
Alcohol	Alkohol
Alcohol poisoning	Empoisonnement par l'alcool
Alcoholism	Alcoolisme
Aldosterone	Aldostérone
Aldosteronism (hyperaldosteronism)	Hyperaldostéronisme
Alkaline phosphatase	Phosphatase alcaline
Alkalosis	Alcalose
Allergy	Allergie
Almond oil	Huile d'amande
Alopecia	Alopécie
Alpha -fetoprotein test (AFP test)	Test d'alpha-foetoprotéine

Altitude sickness (acute mountain sickness) — Mal aigu des montagnes
Alveolus — Alvéole
Ambu bag valve mask — Respirateur manuel type Ambu
Ambulance — Ambulance
Ambulance (clinic) — Infirmerie
Amino acid — Acide aminé
Aminophylline — Aminophylline
Ammonia — Ammoniac
Amnesia — Amnésie
Amniocentesis — Amniocentèse
Amnioscopy — Amnioscopie
Amniotic fluid — Liquide amniotique
Amniotic sac — Amnios (sac amniotique)
Ampicillin — Ampicilline
Ampoule — Ampoule
Amputation — Amputation
Anal abscess — Abcès anale
Anal atresia — Atrésie anale
Anal bleeding — Saignement anal (rectorragie)
Anal fissure — Fissure anale
Anal fistula — Fistule anale
Analgesia (loss of pain sensation) — Analgésie
Analgesic (painkiller) — Analgésique
Anaphylactic shock — Choc anaphylactique
Anemia — Anémie
Anencephaly — Anencéphalie
Anesthesia — Anesthésie
Anesthetic — Anesthésique
Aneurysm (aneurism) — Anévrisme (anévrysme)
Aneurysm rupture — Rupture d'anévrisme
Angina — Angine
Angina pectoris — Angine de poitrine (angor)
Angioedema (angioneurotic edema) — Oedème de Quincke (angio-oedème)
Angiography — Angiographie
Ankle arthrosis — Arthrose de cheville
Ankle distortion — Distorsion de la cheville
Ankle joint — Cheville (cou-de pied)
Ankylosis (joint stiffness) — Ankylose
Anorexia — Anorexie
Anoscopy — Anuscopie
Antacid — Antiacide
Anti-diabetic drug — Médicament antidiabétique
Anti-inflammatory — Anti-inflammatoire
Anti-obesity medication — Médicament anti-obésité
Antialcoholic drug — Médicament contre la dépendance à l'alcool
Antiallergic drug — Antiallergique
Antianemic — Médicament antianémique
Antiarrhythmic agent — Agent antiarythmique
Antibiogram — Antibiogramme
Antibiotic — Antibiotique
Anticoagulant — Anticoagulant
Anticonvulsant — Antiépileptique (anticonvulsivant)
Antidepressant — Antidépresseur
Antidiarrhoeal drug — Médicament antidiarrhéique
Antidiuretic hormone (vasopressin) — Hormone antidiurétique (vasopressine)
Antidote — Antidote
Antiemetic and motion sickness drug — Antiémétique
Antihelminthic — Antihelminthique
Antihemorrhagic (hemostatic) — Hémostatique
Antihistamine — Antihistaminique
Antihypertensive drug — Antihypertenseur
Antimalarial drug — Antimalarique
Antimycotic — Antimycosique
Antioxidant — Antioxydant
Antiperspirant — Déodorant
Antiprotozoal agent — Médicament antiprotozoal
Antipsychotic — Antipsychotique
Antipyretic — Antipyrétique
Antirheumatic drug — Médicament antirhumatismal
Antiseptic — Antiseptique
Antiserum — Antisérum
Antitoxin — Antitoxine
Antitubercular agent — Antituberculeux
Antiviral drug — Médicament antiviral
Anuria (passage of urine < 100 ml in 24 hours) — Anurie (volume urinaire < 100 ml par 24 heures)
Anus — Anus
Anvil (incus) — Enclume

Anxiety	Anxiété
Aorta	Aorte
Aortic aneurysm	Anévrisme de l'aorte
Aortic valve	Valve aortique
Aortic valve stenosis	Sténose valvulaire aortique
Aortography	Aortographie
Aphtha (mouth ulcer)	Aphte (ulcère de la muqueuse buccale)
Aplasia	Aplasie
Aponeurosis	Aponévrose
Apoplexy	Apoplexie (attaque d'apoplexie)
Appetite	Appétit
Appetite changes	Changements d'appétit
Arachnoid mater	Arachnoïde
Arm	Bras
Armpit (axilla, underarm)	Aisselle
Arrhythmia	Arythmie
Arterial bleeding	Hémorragie artérielle
Arterial embolism	Embolie artérielle
Arteriography	Artériographie
Arteriole	Artériole
Arteriosclerosis	Artérosclérose
Artery	Artère
Arthrodesis	Arthrodèse
Arthroscopy	Arthroscopie
Articular capsule (joint capsule)	Capsule articulaire
Artificial insemination	Insémination artificielle
Artificial respiration	Ventilation artificielle
Ascites	Ascite
Aspartate transaminase (SGOT)	Aspartate transaminase (SGOT)
Asphyxia	Asphyxie
Aspirin	Aspirine
Asthma	Asthme
Astigmatism	Astigmatisme
Astrocyte	Astrocyte
At noon	À midi
Atony (atonia)	Atonie
Atrial fibrillation	Fibrillation auriculaire
Atrial septal defect	Communication inter-auriculaire
Atrioventricular block (AV block)	Bloc auriculo-ventriculaire
Atrioventricular node	Noeud atrio-ventriculaire
Atrophy	Atrophie
Atropine	Atropine
Attack	Attaque
Audiometry	Audiométrie
Auditory canal (ear canal)	Conduit auditif externe (canal auriculaire)
Autism	Autisme
Autoimmune disease	Maladie auto-immune
Autopsy	Autopsie
Aviophobia (fear of flying)	Aerophobie (peur de l'avion)
Avitaminosis	Avitaminose
Baby colic	Coliques de bébé
Back	Dos
Back pain (dorsalgia)	Mal de dos (dorsalgie)
Bacteremia	Bactériémie
Bacteria	Bacteria
Bacterial infection	Infection bactérienne
Bacterial vaginosis	Vaginose bactérienne
Bacteriuria	Bactériurie
Bad breath (halitosis)	Mauvaise heleine (halitose)
Balance disorder	Trouble de l'équilibre
Balance training	Entraînement de l'equilibre
Bandage	Bandage
Barbiturate	Barbiturique
Barium enema	Lavement baryté
Barium meal (upper gastrointestinal series)	Radiographie de l'abdomen en bouillie de sulfate de baryum
Barotrauma	Barotraumatisme
Bartholin's gland	Glande de Bartholin
Basophil granulocyte	Granulocyte basophile
Bath (wash)	Laver
Bathroom	Salle de bains
Bed	Lit
Bed rest	Repos au lit
Bedsore (decubitus ulcer)	Escarre (plaie de lit, ulcère de décubitus)
Behavioral disorder	Trouble du comportement
Behind	Derrière
Belly (abdomen)	Abdomen
Benign positional vertigo	Vertige paroxystique positionnel bénin
Benign tumor	Tumeur bénigne
Benzidine stool test	Analyse fécale de benzidine

Bile duct	Voie biliaire
Bilirubin	Bilirubine
Biochemical blood tests	Analyse de biochimie du sang
Biological parent	Parent biologique
Biomarker	Biomarqueur
Biophysical profile of the fetus	Profil biophysique foetal
Biopsy	Biopsie
Bipolar disorder (manic-depressive psychosis)	Trouble bipolaire (psychose maniaco-dépressive)
Birth canal	Canal utérin
Birthmark (nevus)	Grain de beauté (naevus)
Bite	Mordre
Bite	Morsure
Bite by rabies infected animal	Morsure d'un animal infecté par le virus de la rage
Bite wound	Blessure par morsure
Black stool (melena)	Selles noir (melanea, méléna)
Bladder stone (urolithiasis)	Calcul urinaire (urolithiase)
Blanket	Couverture
Blastocyst	Blastocyste
Bleeding (haemorrhage)	Saignement (hémorragie)
Bleeding into the fallopian tube (hematosalpinx)	Collection de sang dans la trompe de Fallope (hématosalpinx)
Blindness	Cécité
Blister	Phlyctène (ampoule, cloque)
Blister (corn)	Cor (cal)
Bloating and gases (flatulence)	Ballonnements et vesse (flatulence)
Blood	Sang
Blood clot (thrombus)	Caillot sanguin (thrombus)
Blood culture	Hémoculture
Blood donation	Don de sang
Blood gas test	Prélèvement des gaz du sang
Blood group	Groupe sanguin
Blood group 0	Groupe sanguin 0
Blood group A	Groupe sanguin A
Blood group AB	Groupe sanguin AB
Blood group B	Groupe sanguin B
Blood in cerebrospinal fluid	Sang dans le liquide cérébro-spinal
Blood in sputum (hemoptysis)	Sang dans l'expectoration (hémoptysie)
Blood in stool (hematochezia)	Sang dans les selles (hématochézie)
Blood in urine (hematuria)	Sang dans les urines (hématurie)
Blood pressure fall	Pression artérielle effondrée
Blood pressure meter (sphygmomanometer)	Tensiomètre (sphygmomanomètre)
Blood pressure monitoring	Monitoring de la pression artérielle
Blood sugar concetration (glucose level)	Taux de la glycémie
Blood urea nitrogen test (BUN)	Azote d'urée dans le sang
Blood vessel	Vaisseau sanguin
Blood vessel diseases	Maladies des vaisseaux sanguins
Body	Corps
Body fluid	Fluide corporel
Body length of a newborn	Taille corporelle du nouveau-né
Body positioner	Coussin de positionnement
Bone	Os
Bone densitometry (dual energy X-ray absorpriometry)	Ostéodensitométrie
Bone marrow	Moelle osseuse
Bone marrow biopsy	Biopsie ostéomédullaire
Bone scintigraphy	Scintigraphie osseuse
Bone X-ray (bone radiography)	Radiographie des os
Borderline personality disorder	Personnalité borderline
Boric acid	Acide borique
Brain	Cerveau
Brain compression	Compression cérébrale
Brain concussion	Commotion cérébrale
Brain development anomaly	Anomalie du développement cérébral
Brain marrow	Moelle du cerveau
Brain stem	Tronc cérébral
Brain ventricle	Ventricule cérébral
Brain ventricle biopsy	Biopsie d'un ventricule cérébral

Braxton Hicks contractons	Fausse contraction (contraction de Braxton Hicks)
Breakfast	Petit déjeuner
Breast	Sein
Breast examination	Examen du sein
Breast implant	Implant mammaire
Breast pain (mastalgia)	Douleur au sein (mastodynie)
Breast pump	Tire-lait
Breast ultrasound	Échographie mammaire
Breastbone (sternum)	Sternum
Breastfeeding	Allaitement
Breathing	Respiration
Breathing difficulty	Difficulté de respiration
Breathing exercises	Exercice de respiration
Breathing sound due to blockage in the airway (stridor)	Bruit anormal émis lors de la respiration (stridor)
Breech	Siège
Breech position	Présentation podalique (présentation du siège)
Broken bone (bone fracture)	Fracture des os
Bromsulphalein liver function test	Test de la brome-sulfonephtaléine
Bronchiole	Bronchiole
Bronchodilator	Bronchodilatateur
Bronchography	Bronchographie
Bronchoscopy	Bronchoscopie
Bronchospasm	Bronchospasme
Bronchus	Bronche
Brown urine	Urine marron
Bruise (ecchymosis)	Ecchymose
Bulbourethral gland (Cowper's gland)	Glande de Cowper (glande bulbo-uretrale)
Bulging eyes (exophthalmos)	Exophtalmie (proptose)
Bulimia	Boulimie
Bundle branch block	Bloc de branche
Bundle of His	Faisceau de His
Burn	Brûlure
Burning sensation	Sensation cuisante
Burping (belching)	Rot (renvoi, éructation)
Bypass	Pontage
CA 125 (cancer antigen 125)	Antigène de cancer CA 125
CA 19-9 (carbohydrate antigen)	Antigène de cancer CA 19-9 (antigène d'hydrate de carbone)
Caffeine	Caféine
Calcaneus	Calcanéus (calcanéum)
Calcification	Calcification
Calcitonin	Calcitonine
Calcium	Calcium
Calf	Mollet
Call for help	Appel à l'aide
Calling of the time of death	Détermination de l'heure de la mort
Callosity (thickening)	Callosité
Canal of Schlemm	Canal de Schlemm
Candidiasis (thrush)	Candidiase
Canine tooth	Canine
Capillary	Capillaire
Capillary hemangioma (infantile hemangioma, strawberry hemangioma)	Hémangiome capillaire
Capsule	Gélule
Car accident	Accident automobile (accident de la route)
Carbohydrate	Hidrate de carbone (glucide)
Carcinoembryonic antigen (CEA)	Antigène carcinoembryonnaire (ACE)
Cardiac arrest (cardiopulmonary arrest)	Arrêt cardiaque (arrêt ventilatoire, arrêt cardio-respiratoire)
Cardiac arrhythmia	Arythmie cardiaque
Cardiac atrium	Oreillette
Cardiac catheterization (heart cath, angiocardiography)	Cathétérisme cardiaque
Cardiac decompensation	Décompensation cardiaque
Cardiac muscle (myocardium)	Myocarde
Cardiac ultrasound (echocardiography)	Échocardiographie
Cardiac ventricle	Ventricule cardiaque
Cardiogenic shock	Choc cardiogénique

Cardiomyopathy	Cardiomyopathie
Cardiotocography	Cardiotocographie
Cardiotonic agent	Médicament cardiotonique
Carpus	Carpe
Cartilage	Cartilage
Cartilage ring	Cartilage cricoïde
Castor oil	Huile de ricin
Cat cry syndrome (5p minus syndrome, Lejeune's syndrome)	Maladie du cri du chat (syndrome de Lejeune)
Catecholamine	Catécholamine
Catheter	Cathéter
Catheter angiography	Angiographie interventionnelle utilisant un cathéter
Cause of death	Cause de la mort
Cauterization	Cautérisation
Cell	Cellule
Cellulitis	Cellulite
Cementum	Cément
Central venous pressure (CVP)	Pression veineuse centrale
Cephalocele	Céphalocèle
Cephalometry	Céphalométrie
Cephalosporin	Céphalosporine
Cercaria	Cercaire
Cerclage	Cerclage
Cerebellum	Cervelet
Cerebral aneurysm	Anévrisme intra-crânien
Cerebral angiography	Angiographie cérébrale
Cerebral contusion	Contusion cérébrale
Cerebral cortex	Cortex cérébral (écorce cérébrale)
Cerebral edema	Oedème cérébral
Cerebral palsy	Infirmité motorice cérébrale
Cerebrospinal fluid	Liquide cérébro-spinal
Cerebrospinal fluid analysis	Analyse du liquide céphalo-rachidien
Cerebrospinal fluid culture	Culture du liquide cérébro-spinal
Cerebrovascular anomaly	Anomalie cérébrovasculaire
Cerebrum (telencephalon)	Télencéphale (cerveau)
Cervical conization	Conisation
Cervical dilation	Dilatation cervicale
Cervical dysplasia	Dysplasie du col de l'utérus
Cervical erosion	Érosion du col de l'utérus
Cervical incompetence	Incompétence cervicale
Cervical polyp	Polype au col de l'utérus
Cesarean section (C-section)	Césarienne
Chadwick's sign	Signe de Chadwick
Chamber -pot	Pot de chambre
Chamomile	Camomille
Changes in consciousness	Changements de conscience
Changes in moles	Changements dans les grains de beauté
Changes in mucous membrane	Changement de la muqueuse
Changes in olfactory sensation	Changements des sensations olfactives
Changes in shape of bones	Changements dans la forme des os
Changes in tactile sensation	Changements des sensations tactiles
Changes in taste sensation	Changements de sensation de goût
Cheek	Joue
Chemical pollution	Pollution chimique
Chemotherapy	Chimiothérapie
Chest	Torse
Chest pain	Douleur thoracique
Chest X-ray	Radiographie de thorax
Chicken-pox	Varicelle
Chilblain (perniosis)	Engelure
Childbirth	Accouchement (naissance)
Childhood infectious diseases	Maladies infectieuses des enfants
Chin	Menton
Chlamydia infection	Infection à Chlamydia
Chloramphenicol	Chloramphénicol
Chlorine	Chlore
Choking (suffocation)	Suffocation
Cholangiography	Cholangiographie
Cholesterol	Cholestérol
Choriocarcinoma	Choriocarcinome
Chorion	Chorion
Chorion-gonadotrophin	Gonadotrophine chorionique
Chorionic villi	Villosités choriales

Chorionic villus sampling	Choriocentèse
Choroid	Choroïde
Chronic pain	Douleur chronique
Chronic renal failure	Insuffisance rénale chronique
Ciliary muscle	Muscle ciliaire
Circumcision	Circoncision
Claustrophobia (fear of closed space)	Claustrophobie
Cleansing	Purification
Cleft lip and palate	Fente labiale et fente palatine
Clitoris	Clitoris
Close	Fermer
Club foot (talipes equinovarus)	Pied-bot (pied-bot équin)
Coagulation factor deficiency	Déficit en facteur de la coagulation
Coarctation of the aorta	Coarctation de l'aorte
Cobalt	Cobalt
Coccygeal vertebra	Vertèbre coccygienne
Cochlea	Cochlée
Codeine	Codéine
Coeliac disease (celiac disease)	Maladie coeliaque
Colic	Colique
Collagen	Collagène
Collapse	Collapsus
Collarbone (clavicle)	Clavicule
Collision	Collision
Colon diverticulum	Diverticule du côlon
Colon polyp	Polype du côlon
Colonoscopy	Colonoscopie
Colposcopy	Colposcopie
Coma	Coma
Comminuted fracture	Fracture comminutive
Common cold	Rhume
Complete blood count	Hémogramme (numération formule sanguine)
Compress	Compresse
Computed tomography (CT)	Tomodensitométrie (TDM)
Conception	Conception (fécondation)
Condom	Préservatif
Confusion	Confusion

Congenital aneurysm of arteries at the base of the brain	Anévrisme congénital de l'artère à la base du cerveau
Congenital dysplasia of the hip (congenital hip dislocation)	Luxation congénitale de la hanche
Congenital heart defect	Malformation congénitale du coeur
Congenital heart disease (congenital cardiopathy)	Cardiopathie congénitale
Congenital pyloric stenosis	Sténose congénitale du pylore
Constipation (obstipation)	Constipation
Contact lenses	Lentilles de contact
Contact lenses cleaning solution	Solution nettoyante pour lentilles
Contagious	Contagieux (contagieuse)
Contraceptive	Contraceptif
Contraceptive foam	Mousse contraceptive
Contraceptive pill (oral contraceptive)	Contraception orale
Contraceptive sponge	Éponge contraceptive
Contracted pelvis	Bassin contracté
Contracture	Contracture
Contrast medium	Produit de contraste
Contusion	Contusion
Convulsions	Convulsions
Copper	Cuivre
Cordocentesis	Cordocentèse
Cornea	Cornée
Coronary artery	Artère coronaire
Coronary catheterization (coronarography)	Coronarographie
Coronary disease	Maladie coronarienne
Corpse	Cadavre
Corpus luteum	Corps jaune
Corticosteroid	Corticostéroïde
Corticosterone	Corticostérone
Corticotropin (adrenocorticotropic hormone)	Hormone corticotrope (adrenocorticotropic hormone, ACTH)
Cortisol	Cortisol (hydro-cortisone)
Cortisone	Cortisone

Cotton-wool	Ouate (coton hydrophile)
Cough	Toux
Cover	Couverture
CPR mask	Masque de réanimation
Cradle cap (infantile seborrhoeic dermatitis)	Dermite séborrhéique infantile
Cranial nerve	Nerf crânien
Crown of a tooth	Couronne de la dent
Crust (scab)	Croûte
Crutch	Béquille
Cryoextraction	Cryo-extraction
Cryptorchidism	Cryptorchidie
Curettage	Curetage
Cut	Couper
Cut wound	Plaie par objet tranchant
Cyanosis	Cyanose
Cyst	Kyste
Cystic fibrosis	Mucoviscidose (fibrose kystique)
Cystography	Cystographie
Cystoscopy	Cystoscopie
Cytology	Cytologie
Cytomegalovirus (CMV)	Cytomégalovirus (CMV)
Cytostatic	Cytostatique
Daltonism	Daltonisme
Dandruff	Pellicule
Day	Jour
Day blindness (hemeralopia)	Héméralopie
Deafness	Surdité
Death	Mort
Debris	Débris
Decompression sickness (diver's disease, caisson disease)	Maladie de décompression (maladie des plongeurs, maladie des caissons)
Decreased body temperature (hypothermia)	Température corporelle basse (hypothermie)
Decreased production of urine (oliguria)	Raréfaction du volume des urines (oligurie)
Defecation	Défécation
Defecography	Défécographie
Defibrillation	Défibrillation
Defibrillator	Défibrillateur
Dehydration	Déshydratation
Delayed puberty	Puberté tardive

Delirium	Delirium
Delivery room	Salle d'accouchement
Dementia	Déménce
Demineralization	Déminéralisation
Dendrite	Dendrite
Dental caries	Carie dentaire
Dental crown	Couronne
Dental extraction	Extraction dentaire
Dental filling	Composite dentaire
Dental floss	Fil dentaite
Dental plaque (dental tartar)	Plaque dentaire
Dental pulp	Pulpe dentaire
Dental X-ray	Radiographie dentaire
Dentin	Dentine (ivoire)
Dentist	Dentiste
Deoxyribonucleic acid (DNA)	Acide désoxyribonucléique
Depression	Dépression
Dermatoscopy (dermoscopy)	Dermatoscopie (dermoscopie)
Development anomalies	Anomalies de développement
Diabetes	Diabète
Diabetic coma	Coma diabétique
Diabetic ketoacidosis	Cétoacidose diabétique
Diabetic nephropathy	Néphropathie diabétique
Diabetic neuropathy	Neuropathie diabétique
Diabetic retinopathy	Rétinopathie diabétique
Diagnosis	Diagnostic
Dialysis	Dialyse
Diaper	Couche-culotte
Diaphragm	Diaphragme
Diaphragm (Dutch cap)	Diaphragme
Diarrhea	Diarrhée
Die	Mourir
Diencephalon	Diencéphale
Diet	Régime alimentaire
Differential diagnosis	Diagnostic différentiel
Difficult defecation (tenesmus)	Difficulté à déféquer (ténesme)
Difficult swallowing (dysphagia)	Difficulté de deglutition (dysphagie)
Difficult urination (dysuria)	Difficulté à uriner (dysurie)
Digestion	Digestion

Digestive Médicament digestif

Digital subtraction angiography Angiographie numérique

Dilated fundus examination Fond d'oeil

Dining-room Salle à manger

Dinner (supper) Dîner (souper)

Discarthrosis (degenerative disc disease) Arthrose du disque intervertébral

Discharge Sécrétion (suintement, écoulement)

Dislocated fragments Fragments deboîtées

Dislocation (luxation) Déboîtement (luxation)

Disorientation Désorientation

Disseminated intravascular coagulation Coagulation intravasculaire disséminée

Diuretic Diurétique

Dizygotic twins (biovular twins) Jumeaux dizygotes

Dizziness (vertigo) Vertige

DNA analysis Analyse de l'ADN

Doctor (physician) Médecin

Doctor's office Bureau du médecin

Domestic accident Accident domestique

Donor Donneur

Door Porte

Doppler echocardiography Échocardiographie-doppler

Dose Dose

Double vision (diplopia) Vision double (diplopie)

Down (below) En bas (au-dessous)

Down syndrome (trisomy 21) Syndrome de Down (trisomie 21)

Drain tube Drain

Drainage Drainage

Dressing Pansement

Drill Perceuse

Drooling (ptyalism, sialorrhea, slobbering) Hypersialorrhée (ptyalisme)

Drooping of the upper eyelid (blepharoptosis) Abaissement de la paupière supérieure (blépharoptose)

Drops Gouttes

Drowning Noyade

Drug addiction Toxicomanie

Drug allergy Allergie aux médicaments

Drug induced pupillary dilatation Dilatation des pupilles provoquée par les médicaments

Drug overdose Surdose de drogue

Drug side-effects Effets indésirables d'un médicament

Dry cough Toux sèche

Dry eyes (keratoconjuctivitis sicca) Oeil sec (kérato-conjonctivite sèche)

Dry mouth (xerostomia) Sècheresse de la bouche (xèrostomie)

Ductus arteriosus (ductus Botalli shunt) Canal artériel

Dull pain Douleur sourde

Dullness in limbs Membres sourds

Duodenum Duodénum

Dura mater Dure-mère

Duration of contraction Durée de la contraction utérine

Duration of pregnancy Durée de la grossesse

Dwarfism (nanism) Nanisme

Dynamometer Dynamomètre

Dyslexia Dyslexie

Dyspepsia (upset stomach) Dyspepsie

Dystonia Dystonie

Ear Oreille

Ear drops Gouttes auriculaires

Eardrum (tympanic membrane) Tympan

Early symptom (prodrome) Phase prodromique

Earwax (cerumen) Cire de l'oreille (cérumen)

Eating disorder Trouble de conduite alimentaire

Echoencephalography Échoencéphalographie

Eclampsia Éclampsie

Ectopic pregnancy (extrauterine pregnancy) Grossesse extra-utérine

Eczema Eczéma

Edema Oedème

Edwards syndrome (trisomy 18) Syndrome d'Edwards (trisomie 18)

Egg donation Donneuse d'ovule

Eight Huit

Eight hundred Huit cents

Eighteen Dix-huit

Eighteenth Dix-huitième

Eighteenth week	Dix-huitième semaine
Eighth	Huitième
Eighth month	Huitième mois
Eighth week	Huitième semaine
Eighty	Quatre-vingts
Ejaculation	Éjaculation
Ejaculatory duct	Canal éjaculateur
Elastin	Élastine
Elbow	Coude
Elbow joint	Articulation oléacranienne
Electric shock	Électrisation (électrocution)
Electric shock burn	Brûlure électrique
Electrocardiography (ECG)	Électrocardiographie (ECG)
Electrode	Électrode
Electrode conductive gel	Gel électroconductif
Electroencephalography (EEG)	Électroencéphalographie (EEG)
Electrolyte	Électrolyte
Electromagnetic hypersensitivity	Sensibilité éléctromagnétique
Electromyography (EMG)	Électromyographie
Electroneurography	Électroneurographie
Electroretinography	Électrorétinographie
Electrosurgery	Électrochirurgie
Electrotherapy	Électrothérapie
Elephantiasis (lymphedema)	Éléphantiasis (filariose lymphatique)
Elevated body temperature	Élévation de la température du corps
Elevator	Ascenseur
Eleven	Onze
Eleventh	Onzième
Eleventh week	Onzième semaine
Embolism	Embolie
Embryo	Embryon
Embryonal carcinoma	Carcinome embryonnaire
Emergency medical services	Aide médicale urgente
Emulsion	Émulsion
Encephalocele	Encéphalocèle
Encephalopathy	Encéphalopathie
Endometrial biopsy	Biopsie endométriale
Endometrial carcinoma	Carcinome de l'endomètre
Endometrial hyperplasia	Hyperplasie endométriale
Endometrial polyp (uterine polyp)	Polype utérin
Endometriosis	Endométriose
Endoscopic retrograde cholangiopancreatography (ERCP)	Cholangiopancréatographie rétrograde endoscopique
Endoscopy	Endoscopie
Endotoxic shock	Choc endotoxique
Endotracheal tube	Sonde d'intubation endotrachéale
Enema (clyster)	Clystère
Enlarged liver (hepatomegaly)	Augmentation du foie (hépatomégalie)
Enlarged lymph nodes (lymphadenopathy)	Augmentation d'un ganglion lymphatique (lymphadénopathie)
Enlarged pupils	Pupilles dilatées
Enlarged tongue (macroglossia)	Augmentation de la langue (macroglossie)
Enteroscopy	Entéroscopie
Eosinophil	Éosinophile
EPH gestosis (preeclampsia)	Pré-éclampsie
Epidemic	Épidémie
Epididymis	Épididyme
Epidural bleeding	Hémorragie épidurale
Epidural hematoma	Hématome épidural
Epigastric pain	Douleur épigastrique
Epilepsy	Épilepsie
Episiotomy	Épisiotomie
Ergometry test	Ergométrie
Erythrocyte (red blood cell)	Érythrocyte (hématie, globule rouge)
Erythrocyte sedimentation rate	Vitesse de sédimentation
Erythromycin	Érythromycine
Escape chair	Chaise d'évacuation
Esophageal manometry	Manométrie oesophagienne
Esophagogastroduodenoscopy	Endoscopie oeso-gastro-duodénale
Essential hypertension	Hypertension artérielle essentielle
Essential oil	Huile essentielle
Estradiol	Estradiol
Estrogen	Estrogène
Estrogen deficiency	Carence oestrogénique

Evening	Soir
Exanthem	Exanthème
Exanthema subitum (roseola infantum, sixth disease)	Roséole (exanthème subit, sixième maladie)
Exasperation	Exaspération (irritation)
Excessive hunger (polyphagia)	Faim excessive (polyphagie)
Excessive secretion of saliva (hypersalivation)	Sécrétion de la salive excessive
Excessive sweating (hyperhidrosis)	Sudation excessive (hyperhidrose)
Exercise	Exercice
Expectorant	Expectorant
Expectoration of blood (hemoptysis)	Rejet de sang issu des voies aériennes (hémoptysie)
Explosive wound	Blessure par explosion
Expulsion of placenta	Expulsion du placenta
Expulsion of the baby	Expulsion du bébé
Expulsion of undigested food from stomack to the mouth (regurgitation)	Retour à la bouche du contenu de l'estomac (régurgitation)
External bleeding	Saignement externe (hémorragie externe)
Eye	Oeil
Eye drops	Collyre (gouttes ophtalmiques)
Eye orbit	Orbite de l'oeil
Eyeball	Globe oculaire
Eyebrow	Sourcils
Eyelash	Cil
Eyelid	Paupière
Face	Visage
Facial spasm	Spasme facial
Fall	Chute
Fallopian tube (oviduct)	Trompes de Fallope
Farsightedness (hyperopia)	Hypermétropie
Fat	Matière grasse
Fat embolism	Embolie de cholestérol
Fat tissue	Tissu adipeux (masse grasse)
Father	Père
Fatigue (exhaustion, lethargy)	Fatigue (affaiblissement)
Febrile convulsions	Convulsion hyperthermique
Feeding tube	Sonde d'alimentation
Fentanyl	Fentanyl
Fetal alcohol syndrome	Syndrome d'alcoolisation foetale
Fetal anomalies (fetal abnormalities)	Anomalies foetales
Fetal development	Développement foetal
Fetal hypotrophy	Hypotrophie foetale
Fetal pH-metry	pH-métrie foetale
Fetal weight (birth mass)	Poids de naissance
Fetoscopy	Foetoscopie
Fetus	Foetus
Fever	Fièvre
Fibrin	Fibrine
Fibrinogen	Fibrinogène
Fibroblast	Fibroblaste
Fibrocystic breast disease	Mastopathie fibrocystique
Fifteen	Quinze
Fifteenth	Quinzième
Fifteenth week	Quinzième semaine
Fifth	Cinquième
Fifth month	Cinquième mois
Fifth week	Cinquième semaine
Fifty	Cinquante
Fight	Combat
Fine needle aspiration biopsy	Forage-biopsie
Finger	Doigt
Finger clubbing (digital clubbing)	Hippocratisme digital (doigts en baguettes de tambour)
Fire (conflagration)	Incendie
First	Premier
First aid	Premiers secours
First aid kit	Trousse de secours
First menstrual cycle (menarche)	Première période de menstruations (ménarche)
First month	Premier mois
First trimester	Premier trimestre
First week	Première semaine
Five	Cinq
Five hundred	Cinq cents
Flaccid muscle (untoned muscle)	Muscle flasque (hypotonie musculaire)

Flat foot (pes planus)	Pied plat (pes planus)	**Full term birth**	Accouchement à terme
Flood	Inondation	**Functional magnetic resonance imaging (functional MRI)**	Imagerie par résonance magnétique fonctionnelle (IRMf)
Floppy infant syndrome	Syndrome du bébé mou	**Fungal infection**	Infection fongique
Flu (influenza)	Grippe (influenza)	**Furuncle (boil)**	Furoncle
Fluoroscopy	Fluoroscopie	**Gaining weight**	Grossissement
Foam	Mousse	**Galactorrhea**	Galactorrhée
Foamy sputum	Crachat spumeux	**Gall (bile)**	Bile
Folliculitis	Folliculite	**Gall bladder**	Vésicule biliare (cholécyste)
Food allergy	Allergie alimentaire	**Gallstone (cholelithiasis)**	Calcul biliaire (cholélithiase)
Food aversion	Aversion pour la nourriture	**Gangrene**	Gangrène
Food poisoning	Empoisonnement alimentaires	**Gas**	Gaz
Foot	Pied	**Gastric acid**	Acide gastrique
Foot deformity	Difformité du pied	**Gastric juice**	Suc gastrique
For external application	Pour l'application externe	**Gastric juice chemical examination**	Analyse chimique du suc gastrique
Forceps	Forceps	**Gastric lavage (stomach pumping)**	Lavage gastrique
Forearm	Avant-bras	**Gastric mucous membrane**	Muqueuse gastrique
Forearm tendinitis	Tendinite de l'avant-bras	**Gastric ulcer**	Ulcère de l'estomac
Forefinger	Index	**Gastroenteritis**	Gastroentérite
Forehead	Front	**Gastroscopy**	Gastroscopie
Foreskin (prepuce)	Prépuce	**Gauze sponge**	Gaze
Fortieth	Quarantième	**Gel**	Gel
Fortieth week	Quarantième semaine	**General practitioner**	Médecin généraliste (médecin omnipraticien)
Forty	Quarante	**General anesthesia**	Anesthésie générale
Forty-first	Quarante-et-unième	**Generalized edema (anasarca)**	Oedème généralisé (anasarque)
Forty-first week	Quarante-et-unième semaine	**Genital herpes**	Herpès génital
Forty-second	Quarante-deuxième	**Genital wart**	Verrue génitale
Forty-second week	Quarante-deuxième semaine	**Gentamicin**	Gentamicine
Four	Quatre	**German measles (rubella)**	Rubéole
Four hundred	Quatre cents	**Germs**	Germes
Fourteen	Quatorze	**Gestational diabetes**	Diabète gestationnel
Fourteenth	Quatorzième	**Get changed**	Se changer
Fourteenth week	Quatorzième semaine	**Gigantism**	Gigantisme
Fourth	Quatrième	**Gland**	Glande
Fourth month	Quatrième mois	**Glans**	Gland
Fourth week	Quatrième semaine	**Glasgow coma scale**	Échelle de Glasgow
Fracture with displacement	Fracture à déplacement	**Glasses**	Lunettes de vue
Frequent urination	Miction fréquente	**Globulin**	Globuline
Frequent urination at night (nocturia)	Excrétion urinaire à prédominance nocturne (nycturie)	**Glomerulus**	Glomérule
Frigidity	Frigidité	**Glucagon**	Glucagon
Frontal bone	Os frontal	**Glucocorticoid**	Glucocorticoïde
Frostbite	Gelure		

Glucose	Glucose
Glucose in urine (glycosuria)	Sucre dans les urines (glycosurie)
Glucose urine test	Test du sucre dans les urines
Gluteal muscle	Muscle glutéal
Gluten intolerance	Intolérance au gluten
Glycogen	Glycogène
Goiter	Goitre
Gonadotrophin	Gonadotrophine
Goniometer	Goniomètre
Gonioscopy	Gonioscopie
Gonorrhea	Gonorrhée (blennorragie, chaude-pisse)
Graafian follicle	Follicule de Graaf
Gram (gramme)	Gramme
Granulocyte	Granulocyte (polynucléaire)
Green stool	Selles vertes
Groin	Aine
Growth hormone (somatotrophin)	Hormone de croissance (somatotropine)
Gullet (oesophagus)	Oesophage
Gums (gingiva)	Gencive
Gunshot wound	Blessure par balle
Gynecological examination	Examen gynécologique
Gynecology	Gynécologie
Habitual abortion (recurrent miscarriage)	Avortement à répétition
Hair	Cheveu
Hair	Poil
Hallucination	Hallucination
Hammer (malleus)	Marteau (malléus)
Hand	Main
Hand tremor	Tremblement des mains
Hard of hearing	Surdité partielle
Hard palate	Palais osseux
Hashimoto's disease	Thyroïdite de Hashimoto
HbsAg (Hepatitis B surface antigen)	Antigène HbsAg (antigène de surface du virus de l'hépatite B)
Head	Tête
Head and brain injuries	Blessures à la tête et blessures du cerveau
Head immobilizer	Immobiliseur de tête
Headache	Mal de tête (céphalée)
Health insurance	Assurance maladie

Hearing assist device	Appareil acoustique
Hearing disorder	Trouble de l'audition
Hearing loss	Perte d'ouïe
Heart	Coeur
Heart attack (myocardial infarction)	Infarctus du myocarde
Heart disease (cardiopathy)	Maladie cardiaque (cardiopathie)
Heart murmur	Souffle cardiaque
Heart valve (cardiac valve)	Valve cardiaque
Heart valve diseases	Maladies des valves cardiaques
Heartburn	Brûlure de l'estomac (pyrosis)
Heat stroke	Coup de chaleur
Heel	Talon
Heel and elbow protectors	Talonnières et coudières
Heimlich maneuver (abdominal thrusts)	Méthode de Heimlich
Helicopter (chopper)	Hélicoptère
Hematocrit	Hématocrite
Hematoma	Hématome
Hemivertebrae	Hémivertèbre
Hemoglobin	Hémoglobine
Hemoglobin in urine (hemoglobinuria)	Hémoglobine dans l'urine (hémoglobinurie)
Hemolytic anemia	Anémie hémolytique
Hemolytic disease of the newborn	Maladie hémolytique du nouveau-né
Hemophilia	Hémophilie
Hemorrhoids	Hémorroïdes
Heparin	Héparine
Hepatobiliary scintigraphy with technetium -99m	Scintigraphie hépato-biliaire au Technétium 99m
Herbal tea	Tisane
Hermaphroditism	Hermaphrodisme
Hernia	Hernie
Hernia sack	Sac herniaire
Herpangina (mouth blisters)	Herpangine
Herpes simplex	Herpès (infection herpétique)
Herpes zoster	Zona
Hiccup	Hoquet
High arches (pes cavus)	Pied creux

High blood cholesterol (hyper-cholesterolemia)	Cholésterol sanguin élevée (hyper-cholestérolémie)	**Hyperparathyroi-dism**	Hyperparathyroïdie
High blood pressure (hypertension)	Pression artérielle élevée (hypertension artérielle)	**Hyperpituitarism**	Hyperpituitarisme
High blood sugar (hyperglicemia)	Taux de sucre dans le sang élevé (hyperglycémie)	**Hyperthermia**	Hyperthermie
High intensity focused ultrasound	Ultrasons focalisés de haute intensité	**Hyperthropic osteoarthropaty (Pierre Marie-Bamberger syndrome)**	Ostéo-arthropathie hypertrophiante de Pierre Marie (syndrome de Marie-Bamberger)
Hip bone	Os coxal	**Hyperthyroidism**	Hyperthyroïdie
Hip joint	Hanche	**Hypertrophy**	Hypertrophie
Hirschsprung's disease (congenital aganglionic megacolon)	Maladie de Hirschsprung (mégacolôn)	**Hypertrophy of uterus**	Hypertrophie de l'utérus
Hirsutism	Hirsutisme	**Hyperuricemia**	Hyperuricémie
Hives (urticaria)	Urticaire	**Hyperventilation**	Hyperventilation
Hoarseness	Enrouement	**Hypervitaminosis**	Hypervitaminose
Home pregnancy test	Test de grossesse	**Hypervolemia (increased level of fluid in the blood)**	Hypervolémie (augmentation du volume de sang dans les vaisseaux)
Hormone	Hormone	**Hypnotic (soporific)**	Hypnotique (somnifère)
Hormone replacement therapy	Hormonothérapie de substitution	**Hypoalbuminemia**	Hypoalbuminémie
Hospital	Hôpital	**Hypocalcemia**	Hypocalcémie
Hospital trolley	Chariot	**Hypochondria**	Hypocondrie
Hot flushes	Bouffée de chaleur	**Hypochromic anemia**	Anémie hypochrome
Hot water bottle	Bouillotte	**Hypoglycemia**	Hypoglycémie
Hour	Heure	**Hypoinsulinism**	Hypoinsulinisme
Human papilloma virus (HPV) infection	Infection par le virus du papillome humain (VPH)	**Hypokalemia**	Hypokaliémie
Human trafficking	Trafic d'êtres humains	**Hypoparathyroi-dism**	Hypoparathyroïdie
Hunchback	Bossu	**Hypophysis (pituitary gland)**	Hypophyse (glande pituitaire)
Hundred	Cent	**Hypopituitarism**	Hypopituitarisme
Hunger	Faim	**Hypotension and syncope**	Hypotension et syncope
Hurricane	Ouragan	**Hypothalamus**	Hypothalamus
Hyaline membrane disease (infant respiratory distress syndrome)	Maladie des membranes hyalines (détresse respiratoire néonatale)	**Hypothermia**	Hypothermie
Hydrocele	Hydrocèle	**Hypothyroidism**	Hypothyroïdie
Hydrocephalus	Hydrocéphalie	**Hypotonia**	Hypotonie
Hydrotherapy	Hydrothérapie	**Hypovolemic shock**	Choc hypovolémique
Hymen	Hymen	**Hypoxia**	Hypoxie
Hyperactivity	Hyperactivité	**Hysterescopy**	Hystéroscopie
Hypercalcemia	Hypercalcémie	**Hysteria**	Hystérie
Hyperemesis gravidarum	Hyperemesis gravidarum	**Hysterosalpingo-graphy**	Hystérosalpingogra-phie
Hyperinsulinism	Hyperinsulinisme	**Ice**	Glace
Hyperkalemia	Hyperkaliémie	**Ileum**	Iléon (ileum)
		Ilium	Ilion (ilium)
		Imbecility	Imbécillité
		Immunodeficiency	Immunodéficience
		Immunoglobulin	Immunoglobuline
		Immunosuppressive	Immunosuppresseur

Impetigo	Impétigo
Implantation	Implantation
Impotency	Impotence
In front	Devant
In the evening	Le soir
In the morning	Le matin
In vitro fertilisation	Fécondation in vitro
Inability to urinate	Incapacité d'uriner
Incisor	Incisive
Incontinence	Incontinence
Incontinence pad	Protège-matelas
Increased distance between two organs or parts of the body (hypertelorism)	Élargissement de la distance des organes (hypertélorisme)
Increased hair loss	Perte de cheveux excessive
Increased hairiness (hypertrichosis)	Pilosité excessive (hypertrichose)
Increased sensitivity to stimuli of the senses (hyperesthesia)	Hypersensibilité aux stimuli extérieurs (hyperesthésie)
Increased thirst senasation (polydipsia)	Soif excessive (polydipsie)
Incubator	Couveuse (incubateur)
Indigestion	Indigestion
Indirect Coombs test	Réaction de Coombs indirecte
Infarct	Infarctus
Infected mosquito bite	Piqûre de moustique infecté
Infected tick bite	Piqûre de tique infectée
Infection	Infection
Infectious disease unit	Salle maladies infectieuses
Infectious erythema (fifth disease)	Érythème infectieux (cinquième maladie)
Inferior vena cava	Veine cave inférieure
Infertility (sterility)	Infertilité (stérilité)
Infestation with head lice (pediculosis)	Infestation par des poux (pédiculose)
Infestation with intestinal parasitic warms (helminthiasis)	Infestation par des vers parasites intestinaux (helminthiase)
Infestation with pubic lice (phthiriasis)	Infestation par des poux du pubic (phtiriase)
Inflammation	Inflammation
Inflammation of the appendix (appendicitis)	Inflammation de l'appendice iléo-caecal (appendicite)
Inflammation of the breast (mastitis)	Inflammation de la mamelle (mastite)
Inflammation of the endometrium (endometritis)	Inflammation de l'endomètre (endométrite)
Inflammation of the epididymis (epididymitis)	Inflammation de l'épididyme (épididymite)
Inflammation of the fetal membranes (chorioamnionitis)	Chorioamnionite
Inflammation of the peritoneum (peritonitis)	Inflammation du péritoine (péritonite)
Inflammation of the prostate gland (prostatitis)	Inflammation de la prostate (prostatite)
Inflammation of the testes (orchitis)	Inflammation des testicules (orchite)
Inflammation of the urinary bladder (cystitis)	Inflammation de la vessie (cystite)
Inflammation of the vagina (vaginitis)	Inflammation du vagin (vaginite)
Inflammation of the vein (phlebitis)	Inflammation des veines (phlébite)
Inflammation of the vulva (vulvitis)	Inflammation de la vulve (vulvite)
Infusion	Perfusion
Infusion stand	Pied à perfusion
Ingrown nail (onychocryptosis, unguis incarnatus)	Ongle incarné (onychocryptose)
Inhalation	Inhalation
Injection	Injection
Injury	Blessure
Inner membrane of the uterus (endometrium)	Muqueuse utérine (endomètre)
Innominate bone (pelvis)	Bassin osseux
Insect repellent	Répulsif d'insectes
Inside	Dedans
Insomnia	Insomnie
Insulin	Insuline
Intensity of contractions	Intensité des contractions utérines
Intensive care	Soins intensifs
Intensive care unit	Unité de soins intensifs
Interferon	Interféron

Intermittent claudication	Claudication intermittente
Internal bleeding	Saignement interne (hémorragie interne)
International System of Units	Système international d'unités
Interstitial fluid	Liquide interstitiel
Intervertebral disc	Disque intervertébral
Intestinal juice	Suc intestinal
Intestinal villus	Villosité intestinale
Intestine	Intestin
Intracytoplasmatic sperm injection	Injection intracytoplasmique de spermatozoïdes
Intravenous biligraphy	Biligraphie intraveineuse
Intravenous pyelography	Urographie intra-veineuse
Intubation	Intubation
Inverted nipple	Téton ombiliqué
Iodine	Iode
Iodine -131 thyroid test	Fixation thyroïdienne de l'iode 131
Ionising irradiation	Irradiation ionisante
Iris	Iris
Iron	Fer
Iron deficiency anemia (sideropenic anemia)	Anémie ferriprive
Ischemia	Ischémie
Ischium	Ischium
Itching	Prurit
Jaundice (icterus)	Ictère (jaunisse)
Jaw	Mâchoire
Jejunum	Jéjunum
Joint	Articulation
Joint cartilage	Cartilage articulaire
Joint stiffness	Raideur articulaire
Joint X-ray (arthrography)	Arthrographie
Jojoba oil	Huile de jojoba
Karyotype	Caryotype
Kegel exercise	Exercice de Kegel
Keratin	Kératine
Keratosis	Kératose (kératodermie)
Kernicterus	Kernictère
Kicking	Coups de pied
Kidney	Rein
Kidney biopsy	Biopsie rénale
Kidney stone (nephrolithiasis)	Calcul rénal (néphrolithiase, lithiase urinaire)
Kidney transplatation	Transplantation rénale
Kleptomania	Cleptomanie
Knee	Genou
Kneecap (patella)	Rotule (patella)
Knot (lump)	Nodule
Kyphoscoliosis	Cypho-scoliose
Kyphosis	Cyphose
Labor contraction frequency	Fréquence des contractions utérines
Labor contractions	Contractions utérines du travail
Laboratory (lab)	Laboratoire
Laboratory tests	Analyse médicale (examens de biologie médicale)
Laceration (tear)	Lacération
Lachrymal gland	Glande lacrymale
Lack of coordination of muscle movements (ataxia)	Trouble de coordination des mouvements musculaires (ataxie)
Lactation	Lactation
Lactiferous duct	Canal galactophore
Lactose intolerance	Intolérance au lactose
Laparoscopic surgery	Laparoscopie (coelioscopie)
Laparoscopy	Laparoscopie
Large intestine (colon)	Gros intestin (côlon)
Laryngeal mask airway	Masque laryngé
Laryngoscope	Laryngoscope
Laryngoscopy	Laryngoscopie
Laryngospasm	Laryngospasme
Larynx	Larynx
Last menstrual period	Dernièr période menstruelle
Laundry	Blanchisserie
Laxative	Laxatif
Learning disability	Trouble de l'apprentissage
Left	Gauche
Leg	Membre inférieur
Leg varicose veins	Varices des membres inférieurs
Lens	Cristallin
Leukocyte	Leucocyte
Leukorrhea	Leucorrhée
Ligament	Ligament
Ligament sprain	Déchirure ligamentaire
Light	Lumière

Limited joint mobility	Mobilité atriculaire limitée	**Low blood pressure (hypotension)**	Baisse de la pression artérielle (hypotension artérielle)
Limping	Boitillement	**Low semen volume (oligospermia)**	Présence de spermatozoïdes en quantité faible (oligospermie)
Lip	Lèvre	**Lower jaw (mandible)**	Mandibule
Lip balm	Tube de soin pour lèvres	**Lower leg**	Jambe
Liquid powder	Poudre fluide	**Lubricant**	Lubrifiant
Lithopedion (stone baby)	Lithopédion (enfant pétrifié)	**Lumbar myelography**	Myélographie lombaire
Litre	Litre	**Lumbar puncture**	Ponction lombaire (rachicentèse)
Litter bin	Poubelle	**Lumbar vertebra**	Vertèbre lombale
Little finger (pinky)	Auriculaire (petit doigt)	**Lunch**	Déjeuner
Liver	Foie	**Lung**	Poumon
Liver biopsy	Biopsie du foie	**Lung scintigraphy**	Scintigraphie pulmonaire
Liver dialysis	Dialyse hépatique	**Lungs**	Poumons
Liver function tests	Explorations fonctionnelles hépatiques	**Luteinisin g hormone**	Hormne lutéinisante
Liver ultrasound	Échographie du foie (échographie hépatique)	**Lymph**	Lymphe
Local anesthesia	Anesthésie locale	**Lymph gland (lymph node)**	Ganglion lymphatique (noeud lymphatique)
Lochia	Lochies	**Lymph node biopsy**	Biopsie du ganglion lymphatoque
Loin	Lombes	**Lymph vessel**	Vaisseau lymphatique
Long-lasting painful erection (priapism)	Érection persistente douloureuse (priapisme)	**Lymphedema**	Lymphoedème
Lordosis	Lordose	**Lymphocyte**	Lymphocyte
Loss of appetite	Perte d'appétit	**Lymphocytic choriomeningitis**	Chorioméningite lymphocytaire
Loss of half of a field of vision (hemianopsia)	Perte de la vue dans une moitié du champ visuel (hémianopsie)	**Lymphography (ly-mphangiography)**	Lymphographie
Loss of language ability (aphasia)	Perte d'habileté d'expression du langage (mutisme, aphasie)	**Macrosomia (big baby syndrome)**	Macrosomie foetale
Loss of olfaction (anosmia)	Perte de la sensibilité aux odeurs (anosmie)	**Magnesium**	Magnésium
Loss of strenght (asthenia)	Affaiblissement de l'organisme (asthénie)	**Magnetic resonance imaging (MRI)**	Imagerie par résonance magnétique (IRM)
Loss of the sense of taste (ageusia)	Perte du sens du goût (agueusie)	**Magnetoencephalo-graphy (MEG)**	Magnétoencéphalo-graphie
Loss of the sense of touch	Perte du sens du toucher	**Malabsorption**	Malabsorption
Lotion	Lotion	**Mammography**	Mammographie
Low back pain (lumbago, lumbosacral syndrome)	Lombalgie	**Manganese**	Manganèse
		Mania	Manie
		Manometer cuff	Brassard du manomètre
		Mantoux test (PPD test)	Test Mantoux (test PPD)

Manual de fibrillator	Défibrillateur manuel
Mastopathy	Mastopathie
Maternity blues (baby blues)	Baby blues
Maternity hospital	Maternité
Mattress	Matelas
Measles	Rougeole (1re maladie)
Mechanical injuries	Lésions mécaniques
Meconium	Méconium
Meconium aspiration syndrome	Syndrome d'aspiration méconiale
Meconium ileus	Iléus méconial
Meconium peritonitis	Péritonite méconiale
Mediastinoscopy	Médiastinoscopie
Medical cannabis	Cannabis médical
Medical center	Centre médical
Medical examination	Examen médical
Medically assisted procreation	Procréation médicalement assistée
Medication that suppresses premature labor (tocolytic)	Médicament pour interrompre le déclenchement du travail (tocolytique)
Medication (remedy, drug)	Médicament
Medication overdose	Surdose du médicament
Medulla oblongata	Moelle allongée (medulla oblongata, bulbe rachidien, myélencéphale)
Megacolon	Mégacolôn
Melanin	Mélanine
Melanotropin	Hormone mélanotrope (mélanocortine, mélanotropine)
Melasma (chloasma faciei)	Chleuasme (chloasma)
Melatonin	Mélatonine (hormone du sommeil)
Memory loss	Perte de mémoire
Meningocele	Méningocèle
Meningoencephalo-cele	Méningoencphalocè-le
Meningomyelocele	Myéloméningocèle
Meninx	Méninge
Meniscus	Ménisque
Menopause	Ménopause
Menstrual cycle	Cycle menstruel
Menstrual disorder	Troubles du cycle menstruel
Menstruation	Règle (menstruation)
Mental retardation	Retard mental (handicap mental)
Metabolic acidosis	Acidose métabolique
Metacarpus	Métacarpe
Metatarsus	Métatarse
Meteoropathy	Météoropathie
Methadone	Méthadone
Microbiological culture	Culture microbiologique
Microcephaly	Microcéphalie
Microgram	Microgramme
Middle ear	Oreille moyenne
Middle finger	Majeur
Midwife	Sage-femme
Mifepristone	Mifépristone
Migraine	Migraine
Milia (milk spots)	Milium (grutum, acné miliaire)
Milk tooth	Dent temporaire
Milliard (billion)	Milliard
Milligram (milligramme)	Milligramme
Millilitre	Millilitre
Million	Million
Mineral	Minéral
Mineral oil	Huile minérale
Mineralcorticoid	Minéralcorticoïde
Minute	Minute
Mitral stenosis	Sténose mitrale
Mitral valve (bicuspid valve)	Valve mitrale (valve bicuspide)
Molar	Molaire
Molar pregnancy	Grossesse môlaire
Molybdenum	Molybdène
Monocyte	Monocyte
Monozygotic twins (identical twins)	Jumeaux monozygotes
Month	Mois
Mood swing	Saute d'humeur
Morgue (mortuary)	Morgue
Morning	Matin
Morning sickness (nausea and vomiting of pregnancyNVP)	Maladie du matin (nausées et vomissements de la grssesse)
Morning-after pill (postcoital contraception, emergency contraception)	Pilule du lendemain (contraception postcoitale, contraception d'urgence)

Morphine	Morphine
Morquio's syndrome (muco-polysaccharidosis IV)	Maladie de Morquio (mucopolysacchari-dose type IV)
Morula	Morula
Mosquito repellent	Répulsif antimoustiques
Mother	Mère
Mouth	Bouche
Mouth cavity (oral cavity)	Cavité buccale
Mouthwash liquid	Eau dentifrice
Movement ability	Capacité de mouvement
Movement disorder	Trouble du mouvement
Movement inability	Incapacité de se mouvoir
MRSA	SARM
Mucocele	Mucocèle
Mucolytic	Mucolytique
Mucous membrane	Muqueuse
Mucus	Mucus
Mucus in stool	Mucus dans les selles
Multigravida	Multipare
Multiple pregnancy	Grossesse multiple
Mumps (epidemic parotitis)	Oreillons (parotidite virale)
Muscle	Muscle
Muscle relaxant	Myorelaxant
Muscle twitch (fasciculation)	Fasciculation musculaire
Muscular contracture	Contracture musculaire
Muscular cramp (spasm)	Crampe musculaire (spasme)
Muscular fascia	Fascia musculaire (périmysium)
Muscular hypotonia	Hypotonie musculaire
Myelography	Myélographie
Myoma	Myome
Nail	Ongle
Nail biting (onychophagia)	Se ronger les ongles (onychophagie)
Nape (occiput)	Nuque
Narcolepsy	Narcolepsie (maladie de Gélineau)
Nasal bone	Os nasal
Nasal cannula	Canule nasale
Nasal congestion (stuffy nose)	Congestion nasale
Nasal drops	Gouttes nasales
Nasal secretion (mucus)	Mucus nasal
Nasolacrimal duct (tear duct)	Canal lacrymonasal (canal lacrimal, canal des larmes)
Natural death	Mort naturelle
Nausea	Nausée
Navel (belly button)	Ombilic (nombril)
Neck	Cou
Neck immobilizer	Support de cou
Necrosis	Nécrose
Needle	Aiguille
Neonatal jaundice	Ictère néonatal
Neonatology	Néonatologie
Nerve	Nerf
Nerve compression (pinched nerve)	Compression du nerf
Nerve lesion	Lésion du nerf
Neuralgia	Névralgie
Neurasthenia	Neurasthénie
Neurogenic shock	Choc neurogénique
Neurosis	Névrose (neurose)
Newborn (infant)	Nouveau-né
Nicotine gum	Gomme à la nicotine
Nicotine patch	Timbre à la nicotine
Night	Nuit
Night blindness (nyctalopia)	Cécité nocturne (héméralopie)
Night sweats	Sueurs nocturnes
Night table (bedside table)	Table de chevet (table de nuit)
Nightgown	Chemise de nuit
Nine	Neuf
Nine hundred	Neuf cents
Nineteen	Dix-neuf
Nineteenth	Dix-neuvième
Nineteenth week	Dix-neuvième semaine
Nineth month	Neuvième mois
Ninety	Quatre-vingt-dix
Ninth	Neuvième
Ninth week	Neuvième semaine
Nipple	Mamelon (papille)
Nocturnal leg cramps	Crampes nocturnes des jambes
Nodular goiter	Goitre multinodulaire
Non-steroidal antiinflammatory drug	Anti-inflammatoire non stéroïdien
Nonpassage of urine	Arrêt de la sécrétion d'urine
Noradrenaline	Noradrénaline
Nose	Nez

Nose bleeding (epistaxis)	Saignement de nez (épistaxis)	**Otoscopy**	Otoscopie
Nostril	Narine	**Outside**	Dehors
Nuchal rigidity (stiff neck)	Raideur de nuque (raideur méningée)	**Ovarian cyst**	Kyste ovarien
Nuchal scan (nuchal translucency)	Clarté nucale	**Ovarian hyperemia**	Hyperhémie ovarienne
Number	Numéro	**Ovary**	Ovaire
Numbness in limbs	Engourdissements dans les membres (paresthésie)	**Overbed table**	Table de lit
Nurse	Infirmier	**Overdose**	Surdose
Nursing (care)	Soins de santé	**Ovulation**	Ovulation
Nutrient	Nutriment (élément nutritif)	**Ovulation pain (mittelschmerz)**	Douleurs ovulatoires (mittelschmerz)
Nystagmus	Nystagmus	**Ovum**	Ovule
Nystatin	Nystatine	**Oxycodone**	Oxycodone
Obesity	Obésité	**Oxygen mask**	Masque à oxygène
Obstetrician	Obstétricien	**Oxygen storage tank**	Réservoir d'oxygène
Obstetrics	Obstétrique	**Oxytocin**	Ocytocine (oxytocine)
Occipital bone	Os occipital	**Pacemaker**	Stimulateur cardiaque (pacemaker, pile)
Occupational accident	Accident du travail	**Pain**	Douleur
Occupational disease	Maladie professionnelle	**Pain syndrome**	Syndrome de douleur
Occupational therapist	Ergothérapeute	**Painful menstruation (dysmenorrhea)**	Règle douloureuse (dysménorrhée)
Ointment (fat)	Pommade	**Painful sexual intercourse (dyspareunia)**	Douleur lors du rapport sexuel (dyspareunie)
Omega-3 fatty acid	Acides gras oméga-3	**Painful swallowing (odynophagia)**	Déglutition douloureuse (odynophagie)
On empty stomach (before the meal)	À jeun	**Painful urination (strangury)**	Urination douloureuse (strangurie)
One	Un	**Palate**	Palaise
Oogenesis	Ovogenèse	**Paleness (pallor)**	Pâleur
Open	Ouvrir	**Palm**	Paume
Open fracture (compound fracture)	Fracture ouverte	**Palpation**	Palpation
Operating room	Bloc opératoire	**Palpitation**	Palpitation
Operation (surgery)	Opération chirurgicale	**Pancreas**	Pancréas
Ophtalmoscopy	Ophtalmoscopie	**Pancreas ultrasound**	Échographie du pancréas
Opioid	Opioïde	**Pancreatic juice**	Suc pancréatique
Optic nerve	Nerf optique	**Pandemic**	Pandémie
Oral cholecystography	Cholécystographie orale	**Panic attack**	Crise de panique
Oral glucose tolerance test (OGTT)	Test de tolérance orale au glucose (TTOG)	**Papanicolau test (Pap test)**	Test PAP
Orally	Par voie orale	**Paracetamol**	Paracétamol
Organ	Organe	**Paraffin**	Paraffine
Orientation	Orientation	**Paralysis**	Paralysie
Oropharyngeal airway	Canule de Guedel	**Paranoia**	Paranoïa
Orthopedics	Orthopédie	**Parasitic disease (parasitosis)**	Maladie parasitique (parasitose)
Osteoporosis	Ostéoporose		

Parasympathetic nervous system	Système nerveux parasympatique (système vagal)
Parathyroid gland	Parathyroïde
Parathyroid hormone	Parathormone (hormone parathyroïdienne)
Parent	Géniteur
Paresis	Parésie
Parietal bone	Os pariétal
Parietal pleura	Plèvre pariétale
Parity	Parité
Partial dislocation (subluxation)	Luxation incomplète (subluxation)
Partial thromboplastin time (PTT)	Temps de céphaline activée (TCA)
Passage of large volumes of urine (polyuria)	Sécrétion d'urine en quantité abondante (polyurie)
Passing gas (flatulence, farting)	Pet (flatulence, vesse)
Paste	Pâte
Pastille (lozenge)	Pastille
Patau syndrome (trisomy 13)	Syndrome de Patau (trisomie 13)
Patch test	Patch test
Patellar reflex	Réflexe rotulien
Patent ductus arteriosus (persistent ductus arteriosus)	Persistance du canal artériel
Pathological birth	Accouchement pathologique
Pathology	Pathologie
Patient	Patient (malade)
Patient's room	Chambre de malade
Pectus excavatum	Thorax en entonnoir (pectus excavatum)
Pediatrics	Pédiatrie
Pelvic inflammatory disease	Maladie pelvienne inflammatoire
Pelvigraphy	Pelvigraphie
Pelvimetry	Pelvimétrie
Penicillin	Pénicilline
Penis	Pénis
Percussion	Percussion
Pericardium	Péricarde
Perimetry	Périmétrie
Perineum	Périnée
Periodic breathing (Cheyne-Stokes respiration)	Respiration Cheynes-Stokes
Periodontitis	Parodontite

Peripheral nerve lesion	Lésion du nerf périphérique
Peritoneum	Péritoine
Pernicious anemia	Anémie pernicieuse
Personality changes	Changements de personnalité
Personality disorder	Trouble de la personnalité
Pes calcaneus	Pied calcanéus
Pes valgus	Pied valgus
Petechia	Pétéchie
Phalanx bone	Phalange
Pharmacist	Pharmacien
Pharmacy	Pharmacie
Pharynx (gullet, gorge)	Pharynx
Phenolsulfonphthalein test (PSP test)	Épruve à la phénosulfonphtaléine
Phenylketonuria	Phénylcétonurie
Phlebography	Phlébographie
Phlebothrombosis	Phlébothrombose
Phobia	Phobie
Phospholipid	Phospholipide
Phosphorus	Phosphore
Photophobia (fear of light)	Photophobie (crainte de la lumière)
Physical assault	Attaque physique
Physical therapy	Physiothérapie
Physiotherapist	Physiothérapeute
Phytotherapy	Phytothérapie
Pia mater	Pie-mère
Piece	Morceau
Pigeon chest (pectus carinatum)	Pectus carinatum
Pillow	Oreiller
Pineal body (pineal gland, epiphysis)	Glande pinéale (épiphyse)
Pinna (auricle)	Pavillon auriculaire
Placenta	Placenta
Placenta accreta	Placenta accreta
Placenta previa	Placenta praevia
Placental abruption	Abruption placentaire (rupture placentaire)
Placental estrogen	Oestrogène placentaire
Placental progesterone	Progestérone placentaire
Plagiocephaly	Plagiocéphalie
Plasma	Plasma sanguin
Plaster (adhesive strip)	Pansement
Plaster cast (immobilization plaster)	Plâtre pour immobilisation rigide

Plastic surgery of the abdomen ("tummy tuck", abdominoplasty)	Opération de chirurgie esthétique de la paroi abdominale (abdominoplastie)
Plastic surgery of the breasts (mammoplasty)	Opération de chirurgie esthétique des seins (mammoplastie)
Plethysmography	Pléthysmographie
Pleura	Plèvre
Pleural biopsy	Biopsie pleurale
Pneumoencephalo-graphy	Encéphalographie gazeuse
Pneumothorax	Pneumothorax
Poison	Poison
Poisoning (toxication)	Empoisonnement (toxicité)
Polydactyly	Polydactylie
Polyp	Polype
Polysomnography (sleep study)	Polysomnographie (polygraphie du sommeil)
Pore	Pore
Porphyria	Porphyrie
Portal vein	Veine porte
Positron emission tomography	Tomographie par émission de positrons
Post-thrombotic syndrome	Syndrome post-thrombotique
Post-void residual urine volume	Volume urinaire résiduel
Postmature birth	Naissance après terme
Postnatal (postpartum period, puerperium)	Post-partum
Postnatal depression (postpartum depression)	Dépression post-natale (dépression post-partum)
Postpartum psychosis	Psychose puerpérale
Posttraumatic stress disorder	Trouble de stress post-traumatique
Postural back pain	Lombalgie posturale
Postural drainage	Drainage postural
Postural edema	Oedème postural
Potassium	Potassium
Potion	Potion
Powder	Poudre
Precocious puberty (premature puberty)	Puberté précoce
Pregnancy	Grossesse
Pregnancy risk factors	Facteurs de risque de la grossesse
Pregnancy test	Test de grossesse
Premature rupture of membranes	Rupture prématurée des membranes
Premature birth	Prématurité
Premature ejaculation	Éjaculation précoce
Premature sexual development of the opposite sex	Développement sexuel prématuré du sexe opposé
Premature sexual development of the same sex	Développement sexuel prématuré du même sexe
Premenstrual syndrome (PMS)	Syndrome prémenstruel (SPM)
Premolar	Prémolaire
Prenatal diagnosis	Diagnostic prénatal
Prescription	Ordonnance médicale
Preterm newborn	Nouveau-né prématuré
Primary health care	Soins de santé primaire
Primigravida	Primigeste
Productive cough	Toux productive
Progesterone	Progestérone
Prolactin	Prolactine
Prolonged birth	Accouchement prolongé
Prostate	Prostate
Prostate specific antigen	Antigène prostatique spécifique
Protect gloves	Gants à usage unique
Protection cap	Charlotte à usage unique
Protection face mask	Masque de protection
Protection gown	Blouse de protection
Protection shoe cover	Sur-chaussures à usage unique
Protein	Protéine
Proteinuria (presence of proteins in urine)	Protéinurie (excès de protéines dans l'urine)
Prothrombin time	Taux de prothrombine
Pseudoepithelioma-tous hyperplasia	Hyperplasie pseudo-épithéliomateuse
Psychiatry	Psychiatrie

Psychic changes	Changements psychiques
Psychologist	Psychologue
Psychoneurosis	Psychonévrose
Psychopathy	Psychopathie
Psychosis	Psychose
Psychostimulant	Psychostimulant
Pubis (pubic bone)	Os pubien
Puerperal fever	Fièvre puerpérale
Puerperal mastitis	Mammite puerpérale
Puerperal sepsis	Septicémie puerpérale
Pulmonary angiography	Angiographie pulmonaire
Pulmonary artery	Artère pulmonaire
Pulmonary edema	Oedème pulmonaire
Pulmonary embolism	Embolie pulmonaire
Pulmonary heart disease	Coeur pulmonaire
Pulmonary hypertension	Hypertension artérielle pulmonaire
Pulmonary valve stenosis	Sténose de la valve pulmonaire
Pulse monitoring	Prise de pouls
Pulsing pain	Douleur pulsatile
Pupil	Pupille
Purgative	Purgatif
Purpura	Purpura
Pus	Pus
Pus in sputum	Crachat purulent
Pus in urine (pyuria)	Présence de pus dans l'urine (pyurie)
Push	Pousser
Pustule	Pustule
Pyelography	Urographie
Pyelonephritis (kidney infection)	Pyélonéphrite (infection bactérienne des voies urinaires hautes)
Pyjamas (pajamas)	Pyjama
Quadruplets	Quadruplés
Quarantine	Quarantaine
Rabies	Rage
Radiation	Radiation
Radioisotope scanning (nuclear medicine)	Médicine nucléaire
Radiology	Radiographie
Radioulnar synostosis	Synostose radio-ulnaire
Radius	Radius
Rape (violation)	Viol
Rapid breathing (tachypnea)	Respiration accélérée (tachypnée)
Rapid strep test	Test de diagnostic rapide du streptocoque
Rash (eruption, eczema)	Rash (eczéma)
Reanimation	Réanimation
Reception office	Réception
Recipient of an organ	Receveur de greffe
Recover (heal)	Se remettre (se guérir)
Recovery	Guérison
Rectal	Rectal
Rectal examination	Toucher rectal
Rectoscopy	Rectoscopie
Red colored stool	Selles rouges
Red urine	Urine rouge
Redness of the skin (erythema)	Érythème (rougeur de la peau)
Refractometry	Réfractométrie
Refugee	Réfugié
Refugee camp	Camp de réfugiés
Rehabilitation (rehab)	Réhabilitation
Relapsing fever	Fièvre récurrente
Remission	Rémission
Renal agenesis	Agénésie rénale
Renal colic	Colique néphrétique
Renal dialysis	Dialyse rénale
Renal scintigraphy	Scintigraphie rénale
Renal ultrasound	Échographie rénale
Rescuer	Sauveur
Respirator	Appareil respiratoire
Respiratory alkalosis	Alcalose respiratoire
Retina	Rétine
Retinal ablation (retinal detachment)	Décollement de la rétine
Retrograde pyelography	Urétéro-pyélographie rétrograde
Retroverted uterus	Utérus rétroversé
Rh factor negative	Système Rhésus négatif
Rh factor positive	Système Rhésus positif
Rh incompatibility (hemolytic disease of the newborn)	Maladie hémolytique du nouveau-né
Rib	Côte
Rib cage	Cage thoracique

Ribonucleic acid	Acide ribonucléique (ARN)
Right	Droite
Ring finger	Annulaire
Ringing in ears (tinnitus)	Acouphène
Rinse	Rincer
Rinsing	Rinçage
Root of a tooth	Racine dentaire
Rose Waaler test	Réaction de Waaler Rose
Rotten tooth	Dent pourri
Runny nose (rinorrhea)	Écoulement par le nez (rhinorhée)
Rupture	Rupture
Rupture of membranes	Rupture des membranes
Sacral vertebra	Vertèbre sacrale
Salicylate	Salicylate
Saline solution	Solution physiologique
Saliva (spit, slobber)	Salive
Salivary gland	Glande salivaire
Sanitary pads (sanitary napkins)	Serviette hygiénique (protège-slip)
Scabies (the itch)	Gale (mal de Sainte-Marie)
Scales	Balance
Scalp	Cuir chevelu
Scalpel	Scalpel
Scar	Cicatrice
Schizophrenia	Schizophrénie
Sciatica	Sciatique
Scissors	Ciseau
Sclera	Sclère
Scoliosis	Scoliose
Scratch	Égratignure
Scurvy	Scorbut
Seasickness	Mal de mer
Sebaceous gland	Glande sébacée
Sebum	Sébum
Second	Seconde
Second	Deuxième
Second month	Deuxième mois
Second trimester	Deuxèmetrimestre
Second week	Deuxième semaine
Secondary hypertension (inessential hypertension)	Hypertension secondaire
Sedative	Sédatif
Self-harm	Automutilation
Semen (sperm)	Sperme
Semen analysis	Spermogramme
Semi -intensive care	Soins semi-intensifs
Semicoma	Semi-coma
Seminal vesicle	Vésicule séminale (glande vésiculeuse)
Sensation of fear	Sensation de peur
Sensitivity to pain (algesia)	Sensibilité à la douleur (algésie)
Sepsis	Sepsis
Septic shock	Choc septique
Septicemia	Septicémie
Serology blood tests	Analyse sérologique
Serum	Sérum
Serum albumin	Albumine dans le sang
Serum bilirubin	Diagnostic différentiel pour bilirubine sérique
Serum protein electrophoresis	Électrophorèse des protéines
Seven	Sept
Seven hundred	Sept cents
Seventeen	Dix-sept
Seventeenth	Dix-septième
Seventeenth week	Dix-septième semaine
Seventh	Septième
Seventh month	Septième mois
Seventh week	Septième semaine
Seventy	Soixante-dix
Sex gland (gonad)	Gonade
Sexual differentiation disorder	Trouble de la différenciation sexuelle
Sexual addiction	Sexualité compulsive
Sexually transmitted disease	Maladie vénérienne
Shallow breathing	Respiration superficielle
Sharp pain	Douleur tranchante
Shedding of the skin (desquamation)	Desquamation
Sheet	Drap
Shivering	Frissonnement
Shock	Choc
Shortness of breath (dyspnea)	Difficulté respiratoire (dyspnée)
Shortsightedness (myopia)	Myopie
Shoulder	Épaule
Shoulder joint	Complexe articulaire de l'épaule
Shuffling gait	Démarche traînante

Shunt	Pontage (shunt)	**Solution**	Solution
Sialography	Sialographie	**Somnolence**	Somnolence
Sickle-cell disease (sickle-cell anemia)	Drépanocytose (anémie à cellules falciformes)	**Sonde**	Sonde
		Sopor	Sopor
		Sore throat (inflammation of the throat, pharyngitis)	Mal à la gorge (inflammattion du pharinx, pharingite)
Sight disorder	Trouble de la vue		
Sigmoid colon	Côlon sigmoïde		
Sigmoidoscopy	Sigmoïdoscopie		
Sinus	Sinus	**SOS call**	Appel SOS
Sinus headache	Douleur des sinus (sinusite)	**Spasm (cramp)**	Spasme (crampe)
		Spasmolytic	Spasmolytique
Six	Six	**Speech audiometry**	Audiométrie vocale
Six hundred	Six cents	**Speech difficulty (dysphasia)**	Trouble de l'apprentissage du langage (dysphasie)
Sixteen	Seize		
Sixteenth	Seizième		
Sixteenth week	Seizième semaine	**Sperm (spermatozoon)**	Spermatozoïde
Sixth	Sixième		
Sixth month	Sixième mois	**Sperm bank**	Banque du sperme
Sixth week	Sixième semaine	**Sperm viability**	Viabilité du sperme
Sixty	Soixante	**Spermatocele**	Spermatocèle
Skeleton	Squelette	**Spermatozoon (sperm cell)**	Spermatozoïde
Skin	Peau		
Skin allergy testing (prick test)	Test de la piqûre	**Spermicide**	Spermicide
		Sphincter	Sphincter
Skin biopsy	Biopsie de peau	**Spina bifida**	Spina bifida
Skin color changes	Changements de couleur de la peau	**Spinal angiography**	Angiographie spinale
Skin cream	Crème	**Spinal cord**	Moelle épinière (moelle spinale)
Skull	Crâne		
Skull base	Base du crâne	**Spinal deformity**	Difformité spinale
Skull X-ray (craniography)	Craniographie	**Spinal disc herniation**	Hernie discale
Sleep apnea	Apnée du sommeil	**Spinal nerve**	Nerf spinal
Sleeping disorder	Trouble du sommeil	**Spinal shock**	Choc spinal
Sleepwalking (somnambulism)	Somnabulisme	**Spine (spinal column, backbone)**	Colonne vertébrale (rachis)
Slippers	Chausson	**Spine X-ray (spine radiography)**	Radiographie de la colonne vertébrale
Slow basal metabolism	Métabolisme basal diminué	**Spirometry (vital capacity test)**	Spirométrie
Slow breathing rate (bradypnea)	Respiration ralentie (bradypnée)	**Spit**	Cracher
Slow psychophysiological responses	Réponses psycho-physiologiques lentes	**Spleen**	Rate
		Spleen scintigraphy with technetium -99m	Scintigraphie splénique au Technétium 99m
Slow pulse rate (bradycardia)	Rythme cardiaque bas (bradycardie)	**Split foot (lobster claw foot, ectrodactyly)**	Pince de homard (aplasie digitale, ectrodactylie)
Small pupils	Pupilles diminuées		
Small intestine	Intestin grêle		
Smooth muscle	Muscle lisse	**Sponge**	Éponge
Sneezing	Éternuement	**Spontaneous abortion (miscarriage)**	Fausse couche
Sniffing (sniffle)	Renifler		
Soap	Savon		
Sodium	Sodium	**Spoon**	Cuillère
Soft palate	Voile du palais	**Spray**	Spray
Sole	Plante	**Sputum culture**	Culture de crachat

Stage of birth	Stade du travail	**Surgical opening of a direct airway on the neck (tracheostomy)**	Ouverture chirurgicale dans la trachée (trachéotomie)
Starvation	Famine	**Surgical removal of a hemorrhoid (hemorrhoidectomy)**	Ablation chirurgicale des hémorroïdes (hémorroïdectomie)
Stereotactic biopsy	Biopsie stéréotaxique	**Surgical removal of a testicle (orchidectomy)**	Amputation chirurgicale d'un ou des deux testicules (orchidectomie, orchiectomie)
Sterile (aseptic)	Stérile	**Surgical removal of stones (lithotomy)**	Extraction chirurgicale des pierres de la vessie (lithotomie)
Sterilization	Stérilisation	**Surgical removal of the aneurysm (aneurysmectomy)**	Résection chirurgicale d'une poche anévrismale (anevrismectomie)
Stethoscop	Stéthoscope	**Surgical removal of the gallbladder (cholecystectomy)**	Enlèvement chirurgical de la vésicule biliaire (cholécystectomie)
Stiffness	Raideur	**Surgical removal of the prostate gland (prostatectomy)**	Ablation chirurgicale de la prostate (prostatectomie)
Stillborn	Mort-né	**Surgical removal of the vermiform appendix (appendectomy)**	Ablation chirurgicale de l'appendice iléocaecal (appendicectomie)
Stirrup (stapes)	Étrier	**Surgical removal of the uterus (hysterectomy)**	Enlèvement chirurgical de l'uterus (hystérectomie)
Stomach	Estomac	**Surgical removal of uterine myomas (myomectomy, fibroidectomy)**	Ablation chirurgicale des fibromes utérins (myomectomie)
Stomach growling (borborygmus)	Gargouillements (borborygme)	**Surgical shock (postoperative shock)**	Choc post-opératoire
Stool (feces)	Fèces	**Surgical sterilization of a man (vasectomy)**	Ligature des canaux déférents des testicules (vasectomie)
Storage	Stockage	**Surgical sterilization of a woman (tubal ligation)**	Stérilisation chirurgicale au femme (ligature des trompes)
Strabismus	Strabisme	**Surrogate mother (womb mother)**	Mère porteuse
Strain (sprain, pull)	Déchirure	**Suspension of external breathing (apnea)**	Arrêt respiratoire (apnée)
Strangulation	Strangulation (étranglement)		
Stress urinary incontinence	Incontinence urinarie d'effort		
Stretcher	Civière		
Stroke (cerebrovascular accident)	Attaque cérébrale (accident vasculaire cérébral)		
Stroke (hit, blow)	Coup		
Stupor	Stupeur		
Sublingual administration	Sublingual		
Suboccipital myelography	Myélographie sous-occipitale		
Suboccipital puncture	Ponction sous-occipitale		
Suckling	Succion		
Suction catheter	Cathéter à succion		
Suction unit (aspirator)	Appareil à succion		
Sudden infant death syndrome (crib death, cot death)	Syndrome de mort subite du nourrisson		
Sugar substitute	Édulcorant		
Suicide	Suicide		
Sulphonamide	Sulfamidé		
Sulphur	Soufre		
Sunscreen (sunblock)	Crème solaire		
Sunstroke (heat stroke)	Coup de soleil (insolation)		
Superior vena cava	Veine cave supérieure		
Suppository	Suppositoire		
Surgery	Chirurgie		

Sweat	Sueur
Sweat gland	Glande sudoripare (sudorale)
Sweating	Sudation
Swelling	Gonflement (enflure)
Sympathetic nervous system	Système nerveux orthosympathique (système nerveux sympathique)
Symptom	Symptôme
Synapse	Synapse
Syncope	Syncope
Synovial bursa	Bourse séreuse
Synovial fluid (synovia)	Liquide synovial
Synovial membrane	Membrane synoviale
Syphilis	Syphilis (vérole)
Syringe	Seringue
Syrup	Sirop
Table (desk)	Table
Tablet	Comprimé
Tachycardia	Tachycardie
Tailbone (coccyx)	Coccyx
Tampon	Tampon hygiénique
Tarsus	Tarse
Taste bud	Papille gustative
Tea	Thé
Tear	Larme
Teeth polishing	Vernis à dents
Temple	Tempe
Ten	Dix
Tendon (sinew)	Tendon
Tension headache	Céphalée de tension
Tenth	Dixième
Tenth week	Dixième semaine
Test tube	Tube à essai
Testicle	Testicule
Testicular dysgenesis	Dysgénésie testiculaire
Testicular torsion	Torsion testiculaire
Testosterone	Testostérone
Tetanus	Tétanos
Tetracycline	Tétracycline
Tetralogy of Fallot	Tétralogie de Fallot
Thalamus	Thalamus
Therapy	Thérapie (traitement curatif)
Thermal injuries	Lésions thermiques
Thermal wound	Blessure thermique
Thermometer	Thermomètre
Thigh	Cuisse
Third	Troisième
Third month	Troisième mois
Third trimester	Troisième trimestre
Third week	Troisième semaine
Thirst	Soif
Thirteen	Treize
Thirteenth	Treizième
Thirteenth week	Treizième semaine
Thirtieth	Trentième
Thirtieth week	Trentième semaine
Thirty	Trente
Thirty-eighth	Trente-huitième
Thirty-eighth week	Trente-huitième semaine
Thirty-fifth	Trente-cinquième
Thirty-fifth week	Trente-cinquième semaine
Thirty-first	Trente-et-unième
Thirty-first week	Trente-et-unième semaine
Thirty-fourth	Trente-quatrième
Thirty-fourth week	Trente-quatrième semaine
Thirty-ninth	Trente-neuvième
Thirty-ninth week	Trente-neuvième semaine
Thirty-second	Trente-deuxième
Thirty-second week	Trente-deuxième semaine
Thirty-seventh	Trente-septième
Thirty-seventh week	Trente-septième semaine
Thirty-sixth	Trente-sixième
Thirty-sixth week	Trente-sixième semaine
Thirty-third	Trente-troisième
Thirty-third week	Trente-troisième semaine
Thoracic aorta	Aorte thoracique
Thoracic vertebra	Vertèbre thoracique
Thoracoscopy	Thoracoscopie
Thousand	Mille
Three	Trois
Three hundred	Trois cents
Throat	Gorge
Throat swab culture	Culture de gorge avec le coton-tige
Thrombocyte	Thrombocyte
Thromboembolism	Accident thromboembolique
Thrombophlebitis	Thrombophlébite
Thrombosis	Thrombose
Thrush (oral candidiasis)	Candidose orale
Thumb	Pouce
Thymus	Thymus
Thyroid	Thyroïde
Thyroid biopsy	Biopsie thyroïdienne

Thyroid blood tests	Taux d'hormones thyroïdiennes dans le sang
Thyroid scintigraphy	Scintigraphie thyroïdienne
Thyroid ultrasound	Échographie thyroïdienne
Thyroid-stimulating hormone (TSH, thyrotropin)	Thyréostimuline (thyréotropine)
Thyrotoxicosis	Thyréotoxicose
Thyroxine	Thyroxine
Tic	Tic
Time	Temps
Tincture	Teinture
Tingling	Fourmillement
Tissue	Tissu
Today	Aujourd'hui
Toe	Orteil
Toilet (lavatory)	Toilette (cabinet)
Tomography	Tomographie
Tomorrow	Demain
Tongue	Langue
Tonic	Tonique
Tonic-clonic seizure	Crise tonico-clonique
Tonometry	Tonométrie oculaire
Tonsil	Tonsille
Tooth	Dent
Tooth enamel	Émail dentaire
Tooth paste	Dentifrice
Toothache	Mal de dents
TORCH infections	Infections TORCH
Toxoplasmosis	Toxoplasmose
Traction	Traction
Traffic accident	Accident sur la voie publique
Tramadol	Tramadol
Transfusion	Transfusion
Transplantation	Greffe (transplantation)
Transthoracic percutaneous fine needle aspiration	Ponction transthoracique percutanée à l'aiguille fine
Transurethral resection of the prostate	Résection transurétrale de la prostate
Transverse fetal position	Position transversale du foetus
Trauma	Trauma
Traumatic shock	Choc traumatique
Traveller's thrombosis (economy class syndrome)	Thrombose du voyageur
Tremor	Tremblement
Trendelenburg position	Position de Trendelenburg
Trichomonas vaginalis	Trichomonas vaginalis
Tricuspid valve	Valve tricuspide
Trifascicular block	Bloc trifasciculaire
Triglyceride	Triglycéride
Triiodothyronine	Triiodothyronine
Trimester	Trimestre
Trisomy	Trisomie
Trunk (torso)	Tronc
Tumor (tumour)	Tumeur
Tumor marker	Marqueur tumoral
Tweezers	Brucelles
Twelfth	Douzième
Twelfth week	Douzième semaine
Twelve	Douze
Twentieth	Vingtième
Twentieth week	Vingtième semaine
Twenty	Vingt
Twenty-eighth	Vingt-huitième
Twenty-eighth week	Vingt-huitième semaine
Twenty-fifth	Vingt-cinquième
Twenty-fifth week	Vingt-cinquième semaine
Twenty-first	Vingt-et-unième
Twenty-first week	Vingt-et-unième semaine
Twenty-fourth	Vingt-quatrième
Twenty-fourth week	Vingt-quatrième semaine
Twenty-ninth	Vingt-neuvième
Twenty-one	Vingt et un
Twenty-second	Vingt-deuxième
Twenty-second week	Vingt-deuxième semaine
Twenty-seventh	Vingt-septième
Twenty-seventh week	Vingt-septième semaine
Twenty-sixth	Vingt-sixième
Twenty-sixth week	Vingt-sixième semaine
Twenty-third	Vingt-troisième
Twenty-third week	Vingt-troisième semaine
Twenty-two	Vingt-deux
Twenty.ninth week	Vingt-neuvième semaine
Twinging pain	Élancement

Twins	Jumeaux	**Urge to vomit**	Envie de vomir
Two	Deux	**Urinary antiseptic**	Antiseptique urinaire
Two thousand	Deux mille	**Urinary bladder**	Vessie
Twohundred	Deux cents	**Urinary burning**	Brûlures à la miction
Tympanic cavity	Cavité tympanique	**Urinary incontinence**	Incontinence urinaire
Tympanocentesis	Tympanocentese	**Urinary retention (ischuria)**	Rétention d'urine
Tympanometry	Tympanométrie	**Urination (voiding)**	Miction
Ulcer	Ulcère	**Urination disorder**	Trouble de la miction
Ultrasound (medical ultrasonography)	Échographie	**Urine**	Urine
Ultrasound of the gallbladder and bile ducts	Échographie la vésicule biliaire et les voies biliaires	**Urine chemical analysis**	Analyse chimique de l'urine
Umbilical cord	Cordon ombilical	**Urine culture**	Uroculture
Umbilical cord prolapse	Prolapsus du cordon ombilical	**Urine protein test**	Protéines dans les urines
Umbilical hernia	Hernie ombilicale	**Urine specific gravity**	Poids spécifique de l'urine
Unclear urine (foggy urine)	Urine opaque	**Urobilinogen in urine**	Urobilinogène dans les urines
Unconsciousness	Absence de la conscience	**Urological catheter**	Cathéter urologique
Uncontrolled eye movement (opsoclonus)	Mouvements involontaires anarchiques des globes oculaires (opsoclonus)	**Using a toilet**	Aller aux toilettes
		Uterine anomalies	Malformations utérines
		Uterine bleeding (metrorrhagia)	Saignement de l'utérus (métrorragie)
Underfedness (malnutrition)	Malnutrition	**Uterine prolapse (fallen womb)**	Prolapsus de l'utérus
Undescended testicle	Absence de descente des testicules	**Vaccination (inoculation)**	Vaccination (inoculation)
Unequal size of pupils (anisocoria)	Différence de taille entres les pupilles (anisocorie)	**Vaccination schedule**	Calendrier des vaccinations
		Vaccine	Vaccin
Up (above)	En haut (au-dessus)	**Vacuum extractor (ventouse)**	Vacuum extractor
Upper arm	Partie supérieure du bras	**Vacuum mattress**	Matelas immobilisateur à dépression
Upper back	Parti supérieur du dos		
Upper jaw (maxilla)	Os maxillaire	**Vagina**	Vagin
Urea	Urée (carbamide)	**Vaginal discharge**	Pertes vaginales
Urea breath test	Test respiratoire à l'urée	**Vaginal spasm (vaginismus)**	Spasme vaginal (vaginisme)
Urea clearance test	Épruve d'élimination de l'urée sanguine	**Vaginal suppository**	Ovule (suppositoire vaginal)
Uremia (autointoxication due to kidney failure)	Urémie (le taux de l'urée dans le sang)	**Vaginal swab culture**	Culture vaginale
		Valve (valvula)	Valve
		Varicose veins	Varices
Ureter	Uretère	**Vasodilatator**	Vasodilatateur
Ureteral stone (ureterolithiasis)	Calcul dans l'uretère	**Vein**	Veine
		Venous bleeding	Saignement veineux
Ureteroscopy	Urétéroscopie	**Venous thrombosis**	Thrombose veineuse
Urethra	Urètre	**Venous ulcer (varicose ulcer)**	Ulcère veineux
Urethrography	Urétrographie		

Ventricle	Ventricule
Ventricular fibrillation	Fibrillation ventriculaire
Ventricular hypertrophy	Hypertrophie ventriculaire
Ventricular septal defect	Communication inter-ventriculaire
Ventriculography	Ventriculographie
Venule	Veinule (vénule)
Vermiform appendix (cecal appaendix)	Appendice iléo-caecal (appendice, appendice vermiforme)
Vertebra	Vertèbre
Vertex (crown of head)	Vertex
Vestibule	Vestibule
Viagra (sildenafil citrate)	Viagra (citrate de sildénafil)
Vial	Fiole
Victim	Victime
Violent death	Mort violente
Viral infection	Infection virale
Virus	Virus
Visceral pleura	Plèvre viscérale
Visit	Visite
Visitor	Visiteur
Vital signs	Signes vitaux
Vital signs monitor	Moniteur de signes vitaux
Vitamin	Vitamine
Vitamin A (retinol)	Vitamine A (rétinol)
Vitamin A deficiency	Carence en vitamine A
Vitamin B1 (thiamin)	Vitamine B1 (thiamine)
Vitamin B1 deficiency	Carence en vitamine B1
Vitamin B10 (factor-R)	Vitamine B10 (vitamine R)
Vitamin B11 (factor-S)	Vitamine B11 (carnitine)
Vitamin B12 (cobalamin)	Vitamine B12 (cobalamine)
Vitamin B12 deficiency	Carence en vitamine B12
Vitamin B2 (riboflavin)	Vitamine B2 (riboflavine)
Vitamin B2 deficiency	Carence en vitamine B2
Vitamin B3 (niacin)	Vitamine B3 (nicotinamide, PP)
Vitamin B3 deficiency	Carence en vitamine B3
Vitamin B4 (adenine)	Vitamine B4 (adénine)
Vitamin B5 (pantothenic acid)	Vitamine B5 (acide pantothénique)
Vitamin B6 (pyridoxine)	Vitamine B6 (pyridoxine)
Vitamin B7 (inositol)	Vitamine B7 (inositol)
Vitamin B8 (biotin)	Vitamine B8 (biotine)
Vitamin B9 (folic acid)	Vitamine B9 (acide folique)
Vitamin C (L-ascorbic acid)	Vitamine C (acide ascorbique)
Vitamin C deficiency	Carence en vitamine C
Vitamin D deficiency	Carence en vitamine D
Vitamin D2 (ergocalciferol)	Vitamine D2 (ergocalciférol)
Vitamin D3 (cholecalciferol)	Vitamine D3 (cholécalciférol)
Vitamin D4	Vitamine D4
Vitamin D5 (sitocalciferol)	Vitamine D5 (sitocalciférol)
Vitamin deficiency	Carence en vitamine
Vitamin E (tocopherol)	Vitamine E (tocophérol)
Vitamin F (linoleic acid)	Vitamine F (acide linoléique)
Vitamin J (choline)	Vitamine J (choline)
Vitamin K (phylloquinone)	Vitamine K (phylloquinone)
Vitamin K deficiency	Carence en vitamine K
Vitamin L1 (anthranilic acid)	Vitamine L1 (acide anthranilique)
Vitamin P (flavonoids)	Vitamine P (flavonoïde)
Vitiligo	Vitiligo
Vocal chord	Corde vocale
Voice changes	Changements de voix
Vomer	Vomer
Vomiting	Vomissement
Vomiting of blood (hematemesis)	Vomissement de sang (hématémèse)
Vomiting without nausea (cerebral vomiting)	Vomissement en fusée sans effort
Vulva	Vulve
Waiting -room	Salle d'attente
Walker (walking frame)	Déambulateur (cadre de marche, gadot)
Ward	Salle

Wardrobe (cupboard, cabinet)	Armoire
Warm sweaty palms	Paumes des mains chaudes et humides
Wart	Verrue
Wash basin	Cuvette
Water	Eau
Water birth	Accouchement dans l'eau
Water-soluble tablets	Comprimé effervescent
Watery eyes	Yeux larmoyants
Watery stool	Selles aqueuses
Weakness	Faiblesse
Weber test	Test de Weber
Week	Semaine
Weight loss (weight reduction)	Amaigrissement
Wet gangrene	Gangrène humide
Wheelchair	Fauteuil roulant (charriot, charrette)
Window	Fenêtre
Windpipe (trachea)	Trachée
Withdrawal	Sevrage
Womb (uterus)	Utérus
Wound (injury, lesion)	Plaie
Wound stitching	Suture de la plaie
Wrinkle	Ride
Wrist	Poignet
Wry neck (torticollis)	Torticolis
X-ray (radiography)	Radiographie
Yawn	Bâillement
Year	Année
Yellow stool	Selles jaunes
Yesterday	Hier
Yolk sac tumor (endodermal sinus tumor)	Tumeur du sac vitellin
Zero	Zéro
Zika fever	Fièvre Zika
Zinc	Zinc
Zinc ointment	Pommade à l'oxyde de zinc
Zoonosis	Zoonose

ABOUT THE AUTHOR

Edita Ciglenečki is medical translator with Academic degrees in Biomedical Sciences and Public Health Sciences. Besides Croatian, being her mother tongue, she is a holder of international diplomas in English, French and Italian language. For many years she worked as a medical professional inside the travel industry. This dictionary is the product of her own working experience built on her passion for travelling, medicine and language skills.

www.ingramcontent.com/pod-product-compliance
Lightning Source LLC
LaVergne TN
LVHW011715230826
846091LV00015BA/4165

* 9 7 8 1 9 8 4 0 7 1 3 9 2 *